DES

ADHÉRENCES PLEURALES

ET NOTAMMENT

DES ADHÉRENCES PHRÉNO-COSTALES

DANS

LA PLEURÉSIE AVEC ÉPANCHEMENT

PAR

LE DOCTEUR V. CHEVALIER

ANCIEN INTERNE DES HÔPITAUX DE LYON

LYON

IMPRIMERIE PITRAT AINÉ

4, RUE GENTIL, 4

1883

DES

ADHÉRENCES PLEURALES

ET NOTAMMENT

DES ADHÉRENCES PHRÉNO-COSTALES

DANS

LA PLEURÉSIE AVEC ÉPANCHEMENT

PAR

LE DOCTEUR V. CHEVALIER

ANCIEN INTERNE DES HÔPITAUX DE LYON

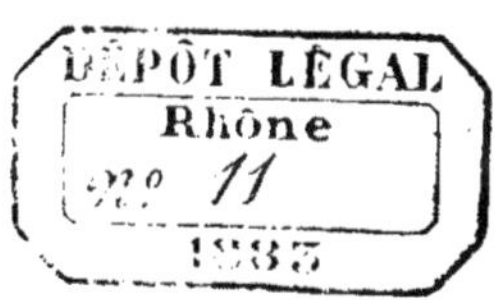

LYON

IMPRIMERIE PITRAT AINÉ

4, RUE GENTIL, 4

1882

DES
ADHÉRENCES PLEURALES
ET NOTAMMENT
DES ADHÉRENCES PHRÉNO-COSTALES
DANS
LA PLEURÉSIE AVEC ÉPANCHEMENT

INTRODUCTION

La pleurésie a le privilége d'être une source de controverses, malgré les innombrables travaux dont elle a été l'objet. Pour s'en convaincre, on n'a qu'à parcourir les discussions qui ont eu lieu à plusieurs reprises au sein de l'Académie de médecine.

Nous n'avons pas la prétention de vouloir donner un résumé, même succinct, de ce qui a été dit et écrit sur la pleurésie, la tâche serait au-dessus de nos forces. Nous ne voulons étudier ici qu'un point tout particulier de la question.

On sait que l'intervention chirurgicale dans les épanchements pleuraux présente quelquefois de grandes difficultés, en raison des adhérences que le poumon et le diaphragme peuvent affecter avec la paroi thoracique. Nombreux sont les cas publiés dans la science, où le chirurgien, voulant ouvrir une collection purulente contenue dans la plèvre, pénètre dans l'abdomen, à travers le diaphragme relevé et intimement soudé à la paroi costale ; plus nombreux peut-être sont encore les cas de ce genre qui n'ont pas été livrés à la publicité.

Loin de nous la pensée d'incriminer les auteurs de ces faits malheureux ; nous savons trop combien la pleurésie est une affection capricieuse, et quelles surprises désagréables elle ménage au clinicien. C'est en étudiant avec soin les modifications qu'elle apporte aux organes contenus dans la cavité thoracique que nous avons le plus de chance d'éviter les causes d'erreur. L'anatomie pathologique nous fournit un vaste champ d'observation.

Notre but n'est pas de décrire toutes les dispositions pathologiques qui peuvent se rencontrer. Dans les faits que nous avons eus à notre disposition, nous nous bornerons à signaler les points où l'on trouve le plus habituellement les adhérences pleurales, insistant sur la question la moins étudiée, qui a trait aux adhérences du diaphragme avec la paroi costale.

Avant d'aller plus loin, nous tenons à remercier M. R. Tripier, agrégé, médecin des hôpitaux de Lyon, de l'empressement qu' il a mis à nous aider de ses conseils et à nous procurer les documents nécessaires. Nous ne devons pas oublier non plus tout l'intérêt qu'il nous a porté pendant que nous étions son interne.

Que nos maîtres dans les hôpitaux reçoivent également ici le témoignage de toute notre reconnaissance.

DES

ADHÉRENCES PLEURALES

ET NOTAMMENT

DES ADHÉRENCES PHRÉNO-COSTALES

DANS

LA PLEURÉSIE AVEC ÉPANCHEMENT

CHAPITRE PREMIER

OBSERVATIONS. — CONSIDÉRATIONS SUR LES ADHÉRENCES PLEURO-DIAPHRAGMATIQUES

Pour la clarté de notre description, il est bon, croyons-nous, de retracer en peu de mots la disposition anatomique de la base du thorax.

D'après le plus grand nombre d'anatomistes, et M. Richet[2] en particulier, la face supérieure du diaphragme n'est pas seulement convexe, elle est encore obliquement dirigée en bas et en arrière. Ses insertions antérieures se font, en effet, en avant, à la partie inférieure du sternum; en arrière, aux apophyses transverses de la

[1] *Traité d'anatomie chirurgicale*, p. 331.

douzième vertèbre dorsale, et latéralement suivant une ligne étendue entre ces deux points. Cette ligne présente donc nécessairement une notable obliquité, puisque l'extrémité inférieure du sternum est située en ligne droite au niveau du corps de la huitième dorsale; il suit de là que le diamètre vertical de la poitrine est beaucoup plus étendu en arrière qu'en avant, et qu'un instrument qui traverserait le onzième espace intercostal en arrière, pénètrerait encore dans la poitrine.

Le point le plus élevé que puisse atteindre dans l'état naturel la courbe du diaphragme à droite s'élève jusqu'au niveau de la quatrième côte; le point le plus élevé de la courbe à gauche s'élève jusqu'à la cinquième (Cruveilhier)[1].

La plèvre diaphragmatique, en se continuant avec la plèvre costale, forme le cul-de-sac inférieur de la plèvre. Ce cul-de-sac descend très obliquement du centre phrénique vers la douzième côte qu'il déborde en dedans de 1 centimètre (Sappey)[2].

Il suit de là que sur son pourtour inférieur la cavité thoracique est séparée de l'abdomen par une rigole circulaire très peu marquée en avant, mais assez profonde au niveau de la région postéro-externe.

Au point de vue anatomique nous insisterons particulièrement sur deux points : l'étendue considérable de la cavité thoracique en arrière, et la profondeur du sinus costo-diaphragmatique au niveau de la région postéro-externe.

[1] *Anatomie descriptive*, t. II, p. 127.

[2] *Anatomie descriptive*, t. II, p. 260.

Après ces quelques considérations préliminaires, nous abordons immédiatement l'histoire des faits sur lesquels repose ce travail.

Observation I[1]

Pleurésie purulente gauche. — Fistules thoraciques. — Déformation consécutive du thorax.

J.-B. Bray, sabotier, vingt-trois ans, entre à l'Hôtel-Dieu de Lyon, salle Saint-Charles, service de M. R. Tripier, le 11 novembre 1873. Mort le 30 janvier 1874.

Histoire pathologique. — Rien du côté de l'hérédité. Pas d'antécédents pathologiques jusqu'à il y a quatre ans. Le début de l'affection actuelle remonte au mois de mars 1870. A ce moment, le malade se refroidit; frissons répétés; points de côté à gauche; toux; oppression.

En juillet 1870, c'est-à-dire cinq mois après le début, apparition d'une tumeur fluctuante au niveau de la partie antérieure du thorax; ouverture au bistouri, issue de 1/2 litre de pus.

Le surlendemain, nouvelle incision au-dessous de la précédente; issue de 1 litre de pus.

Ces deux ouvertures se convertissent en fistules qui persistent encore et donnent issue à du pus.

Peu à peu, de nouvelles fistules se forment au-dessous des précédentes. Le thorax se déforme et s'incurve du côté gauche, perte des forces, amaigrissement progressif.

État actuel. — Toux presque nulle, pas d'expectoration; sentiment de constriction et de douleur du côté gauche; oppression pendant la marche et surtout quand il monte les escaliers. Faiblesse générale, inappétence, teinte anémique jaunâtre des téguments.

Lorsque le malade est debout, le tronc est fortement incliné à

[1] Observation reproduite en partie dans le travail de M. L. Bouveret, agrégé, médecin des hôpitaux de Lyon, sur les Migrations insolites de l'empyème, *Lyon-Médical*, du 9 juillet 1882.

gauche ; il existe une scoliose très prononcée. La colonne vertébrale présente une courbure à concavité gauche très marquée. Le sternum lui-même présente une déviation à gauche, surtout marquée au niveau des deux dernières pièces de cet os.

Le côté gauche présente en avant des ouvertures donnant continuellement issue à du pus. Ces ouvertures sont, par ordre d'ancienneté, dans le cinquième espace intercostal, un peu en dedans du mamelon ; dans le sixième, sur la même ligne ; dans le septième, un peu en dehors. Les bords des ouvertures sont plus ou moins déprimés, bourgeonnants.

Les côtes, à gauche, sont rapprochées de telle sorte que les espaces intercostaux de ce côté sont presque effacés, avec agrandissement des espaces intercostaux du côté opposé.

Percussion. — En arrière, matité sur tout le côté gauche, sauf à la partie moyenne près de la colonne vertébrale où l'on retrouve un peu de sonorité. Matité également sur la partie latérale ainsi qu'en avant. Sonorité exagérée du côté droit.

Vibrations thoracique perçues du côté gauche, mais plus faiblement qu'à droite, elles sont notamment bien moins marquées à la région postéro-externe inférieure. En avant, elles sont également affaiblies.

Auscultation. — Du côté gauche, le murmure vésiculaire fait défaut, il existe du souffle aux deux temps de la respiration. Le souffle est profond, lointain, on le perçoit sur tout le côté en avant comme en arrière ; mais c'est au niveau de la fosse sous-épineuse qu'il est le plus marqué ; il s'affaiblit à mesure qu'on se rapproche des parties déclives. Il existe partout de l'égophonie.

A droite, respiration puérile un peu rude.

Il est difficile de déterminer le lieu où bat la pointe du cœur. Il y a des battements au-dessous du sternum, principalement au niveau de la seconde pièce. C'est dans ce point aussi que les bruits sont le mieux perçus.

Pendant la respiration, le côté gauche est immobile, et le soulèvement de l'abdomen a lieu pendant l'inspiration.

8 décembre 1873. — On fait une ponction avec une fine aiguille armée du vide. On éprouve beaucoup de difficulté à pénétrer par suite du rapprochement exagéré des côtes. Cette ponction est faite sur la ligne axillaire dans le sixième espace intercostal. Elle n'amène aucun liquide, on tombe dans un tissu fibreux difficile à percer.

On fait une nouvelle ponction dans le septième espace, en arrière de la ligne axillaire; on retire cette fois environ 100 grammes de liquide purulent.

9 déc. — Le malade a remarqué que l'écoulement de pus a diminué environ de moitié au niveau de tous les orifices.

13 déc. — En examinant attentivement tous les espaces intercostaux on n'en trouve qu'un qui permette l'introduction d'un gros trocart ; c'est le dixième espace en arrière, à trois travers de doigts de la colonne vertébrale. Une ponction capillaire préalablement faite à ce niveau donne issue à du pus. On place alors le siphon de M. Potain, à l'aide d'un gros trocart qu'on est obligé d'enfoncer à 5 ou 6 centimètres de profondeur.

Il s'écoule 100 grammes de pus environ; lavages répétés. La cavité ne paraît pas contenir plus de 100 grammes de liquide. Lorsqu'elle est remplie, ce dernier s'écoule par tous les orifices de la partie antérieure du thorax.

15 déc. — L'état général est meilleur, l'appétit revient. Persistance du souffle en arrière, mais moins marqué que précédemment. La respiration est excessivement faible de ce côté, surtout vers la partie inférieure de la ligne axillaire, et en arrière.

28 janvier 1874. — Depuis quatre à cinq jours, le malade éprouve quelques frissons le matin; affaiblissement progressif. Mort, le 30 janvier 1874.

Autopsie. — La déformation thoracique est très appréciable. Cependant elle paraît un peu moins accusée que pendant la vie. On enlève la peau du thorax et l'on remarque un décollement au niveau des fistules antérieures faisant communiquer les deux supérieures, d'une part, et, d'autre part, les deux inférieures. Section des cartilages costaux gauches, près du sternum. En arrière, section portant sur les apophyses transverses, empiétant même sur les corps vertébraux au niveau des côtes.

Section à la partie inférieure des parties situées au-dessus de la crête iliaque, de manière à enlever tout le côté gauche, en même temps que les organes contenus dans le côté droit. Le bord gauche de l'aorte descendante est intimement adhérent à la plèvre épaissie du médiastin postérieur qui relie la colonne vertébrale.

Après avoir enlevé le poumon droit et le cœur, on voit que le poumon gauche est entièrement refoulé dans une espèce de gouttière formée par les côtes aplaties et abaissées. Le poumon est, en outre, refoulé en haut. *Le médiastin antérieur est fortement porté à gauche, par suite de la rétraction et de l'épaississement de la plèvre médiastine; et en avant, le diaphragme est porté en haut de manière à adhérer à la cinquième côte, tandis que, en arrière il reste abaissé;* mais en présentant un épaississement considérable de la plèvre à ce niveau.

En coupant la plèvre médiastine de manière à arriver ensuite sur le poumon, en rasant l'extrémité postérieure des côtes, on tombe dans une cavité située entre le poumon et la paroi thoracique, cavité présentant de 1 à 3 centimètres d'épaisseur, du sommet du poumon jusqu'à la base. Au niveau de la cinquième côte, elle présente une largeur moyenne de 13 centimètres et occupe les deux tiers postérieurs de la circonférence du thorax. Au sommet, elle est assez marquée, tout à fait à la partie postérieure et supérieure. *Le poumon adhère en avant aux cinq premières côtes dans une étendue de 3 centimètres de largeur environ ;* il est fixé au sommet à la partie la plus élevée de la cage, de manière à ce que la plèvre épaissie adhère à la sous-clavière; en bas, il est retenu à la partie antérieure du diaphragme.

Les fistules des deuxième et troisième espaces intercostaux sont dirigées de haut en bas, d'avant en arrière et de dedans en dehors; elles aboutissent dans la portion inférieure de la cavité. Les deux fistules antérieures et inférieures aboutissent dans un cloaque sous le diaphragme, au niveau de la partie antérieure, et communiquent avec la partie postéro-inférieure de la cavité. Enfin le trajet qui s'ouvrait au-dessus de la crête iliaque est entouré d'un tissu induré qui aboutit à la plèvre épaissie près de la colonne vertébrale, où le trajet est très étroit, et se termine dans la partie postéro-inférieure de la cavité.

La cavité ne contenait point de liquide, légère couche fibrineuse au-dessous de laquelle se trouve une couche fibrineuse rouge, et enfin la plèvre considérablement épaissie (1 à 2 millimètres). Ces caractères se remarquent aussi bien sur la plèvre viscérale que sur la plèvre pariétale.

Les trois dernières côtes font encore une saillie extérieure assez marquée, les autres sont déprimées et aplaties.

Relativement au trocart qui avait été placé dans le dixième espace intercostal, on voit qu'il eût été impossible de le placer plus haut en raison du rapprochement des côtes qui sont pour ainsi dire imbriquées les unes sur les autres.

Le poumon gauche ne présente pas d'autres lésions que l'atélectasie.

Le poumon droit est assez volumineux, emphysémateux, pas de tuberculose.

Cœur petit, orifices suffisants.

Observation II[1]

Pleurésie purulente. — Adhérences diaphragmatiques sur les parties latérales.

Ce fait a été observé en 1877 par Girgensohn, médecin des hôpitaux de Riga, et publié par lui dans un journal médical de Saint-Pétersbourg.

Chez une fille de vingt et un ans, Girgensohn constate du côté gauche un vaste épanchement pleurétique. D'après l'état général de la malade, soupçonnant la nature purulente du liquide, il vérifie sa présomption par une ponction exploratrice, et fait l'empyème dans le sixième espace intercostal, au niveau de la ligne axillaire médiane.

La plaie ne donne issue qu'à quelques gouttes de sang. Quatre heures plus tard, Girgensohn introduit un trocart par l'incision axillaire, et évacue ainsi 1/2 livre de pus fétide. La malade

[1] *Bulletin de l'Académie de médecine*, 22 avril 1879.

succombe ce jour même, à huit heures du soir. L'incision ayant été faite à une heure de l'après-midi.

Autopsie. — L'incision a pénétré directement dans la cavité abdominale; le diaphragme uni à la base du poumon est fixé à la paroi thoracique depuis la cinquième côte jusqu'en bas par des adhérences épaisses ; au niveau de la ligne axillaire, le poumon est soudé à la plèvre costale par des adhérences très courtes, et, par suite, la cavité pleurale est divisée en deux loges, l'une antérieure, l'autre postérieure; la loge antérieure est remplie par un épanchement séreux, limpide; la loge postérieure contient 5 à 6 livres de pus verdâtre et fétide. Le diaphragme était arrêté à la cinquième côte; l'incision a eu lieu entre la sixième et la septième, elle devait fatalement ouvrir l'abdomen.

Observation III [1]

Fantassin âgé de vingt et un ans, pris d'un violent frisson dans la nuit du 1er au 2 février. Dès le lendemain, on constate l'existence d'une pneumonie droite qui était en pleine résolution le 11 février. Le 16, le convalescent est pris d'un point de côté à droite, indiquant le début d'une pleurésie. Le 4 mars, ponction exploratrice qui confirme la présence d'un épanchement séro-purulent à rapide accroissement. Le 9 mars, après une nouvelle ponction exploratrice ne laissant aucun doute sur l'existence du pus, on chloroformise le malade et Leesemann pratique *une incision de 5 centimètres au-dessus de la sixième côte droite, à la limite des parois antérieures et latérales ;* puis il pratique la résection sous-périostée de 1 1/2 centimètre de l'os. Une dernière ponction exploratrice, faite dans le cinquième espace intercostal, donnant encore issue à du pus, la plèvre est incisée au moment même où le patient se réveille. Il s'écoule environ 100 grammes d'un liquide séro-purulent, mêlé de flocons fibrineux. La cavité pleurale est ensuite lavée avec une solution phéniquée, sans d'ailleurs que ce lavage fasse sourdre beaucoup de pus.

[1] *Revue des sciences médicales*, t. XX, p. 551, 1882.

Une autre ponction exploratrice, pratiquée à la face postérieure de l'espace intercostal, y révèle la présence d'un deuxième épanchement purulent enkysté. L'épuisement du malade est tel qu'on diffère la thoracentèse dorsale.

Le 12, le malade meurt subitement.

Autopsie. — Péritonite purulente.

Le diaphragme remonte à gauche jusqu'au quatrième espace intercostal et à droite jusqu'à la quatrième côte.

La cavité pleurale droite renferme 2 litres de pus. Le tissu du poumon droit est atélectasié.

Un an auparavant, l'auteur avait observé un fait analogue à l'hôpital de la Charité. L'incision d'un empyème avait ouvert la cavité abdominale; le diaphragme étant relevé et soudé à la paroi thoracique, au niveau de la région antéro-latérale.

Des observations que nous venons d'exposer, il ressort évidemment que les notions relatives à la symphyse costale du diaphragme présentent une importance capitale, puisque c'est dans ces cas qu'on est exposé à pénétrer dans la cavité abdominale.

Dans sa communication à l'Académie sur la pleurésie multiloculaire, M. Jaccoud[1] insiste, en terminant, sur l'intérêt vraiment grave qu'il y a à reconnaître pendant la vie ces adhérences phréno-costales. A ce propos, l'auteur montre que le meilleur signe diagnostique fourni par l'observation du malade consiste dans la dépression active des côtes en inspiration. Mais, nous le savons, ce symptôme n'est pas constant; outre qu'il fait souvent défaut, il existe surtout dans les cas avec rétraction et adhérence totales des plèvres.

La clinique seule est donc incapable, le plus souvent,

[1] *Bulletin de l'Académie de médecine*, séance du 22 avril 1879.

de nous éclairer d'une façon sûre. A cet égard, anatomie pathologique nous vient en aide ; en nous faisant connaître le siège précis de ces adhérences, elle nous donne par là même le moyen de les éviter. Que trouvons-nous, en effet, à l'autopsie ? Dans le fait de Girgensohn, nous voyons le diaphragme fixé à la paroi thoracique depuis la cinquième côte jusqu'en bas par des adhérences épaisses au niveau de la ligne axillaire, alors que la partie postérieure de la cavité pleurale renferme un épanchement purulent que l'auteur évalue à 6 livres environ.

Dans le cas de Leesemann, le diaphragme remonte en avant jusqu'au quatrième espace à gauche, et à droite jusqu'à la quatrième côte. Un an auparavant, l'auteur rencontrait un cas à peu près analogue.

Dans notre observation I, nous voyons le diaphragme reporté en haut de manière à adhérer à la cinquième côte en avant, tandis qu'en arrière il reste abaissé.

C'est, en effet, ce qui ressort de nos recherches à ce sujet. Dans tous les cas, nous trouvons le diaphragme relevé et adhérent aux côtes en avant et sur les parties latérales, jamais en arrière. Nous croyons qu'il n'existe pas de cas de pleurésie avec épanchement, où le diaphragme soit relevé en arrière par des adhérences. C'est à peine si, dans notre observation I, où la pleurésie date de quatre ans, avec fistules thoraciques et suppuration prolongée, on trouve le cul-de-sac costo-diaphragmatique remonté d'un espace intercostal en arrière. Le sinus pleural est d'abord un peu comblé par des exsudats, les plèvres s'épaississent, et tout à fait à la longue il en résulte un peu de rétraction ; mais ce n'est jamais qu'à un degré très léger, puisque, dans ce cas particulier, on a pu pénétrer encore dans le dixième espace intercostal.

Cette localisation des adhérences diaphragmatiques à la région antéro-latérale du thorax se trouve corroborée encore par l'anatomie. Le liquide, en s'accumulant dans les parties les plus déclives, crée, par le fait seul de son interposition, un obstacle sérieux à la production d'adhérences à ce niveau, c'est-à-dire dans la région postéro-externe. Sur les parties latérales et en avant, le peu d'épaisseur de l'épanchement, d'une part, et les insertions étagées du diaphragme, de l'autre, favorisent son accollement à la paroi thoracique.

Ce fait de l'abaissement du diaphragme en arrière, alors même qu'il peut être relevé par des adhérences sur les parties latérales et en avant n'a rien qui doive nous étonner.

Nous savons, en effet, et tous les auteurs sont unanimes à l'admettre, qu'un épanchement un peu considérable, amène le refoulement du diaphragme.

Depuis longtemps déjà, on s'est occupé de ce point d'anatomie pathologique. Avenbrügger avait indiqué ce signe. Dans l'article empyème du *Dictionnaire des sciences médicales* (1815), on rejette comme puérile la crainte de léser le diaphragme, s'appuyant sur ce fait que le liquide qui remplit et distend la poitrine pèse sur ce muscle et le porte nécessairement en bas ainsi que le foie, dans une étendue plus ou moins considérable.

Damoiseau [1] pense que le refoulement du diaphragme peut servir d'échelle mobile pour suivre l'évolution de

[1] Thèse de Paris, 1843.

l'épanchement. L'auteur cite un cas où le foie avait éprouvé un mouvement de rotation tellement complet que son bord inférieur était en rapport avec le ligament de Fallope. Béhier[1] et Hardy signalent l'abaissement du foie et de la rate comme conséquence de la pleurésie avec épanchement considérable.

Barth[2] rapporte une observation dans laquelle le diaphragme faisait à l'épigastre une saillie fluctuante; dans ce cas, si l'on eût fait la ponction dans le point le plus déclive de l'épanchement, on pénétrait dans la plèvre à travers le péritoine.

Woillez[3] insiste assez longuement sur le refoulement du diaphragme avec abaissement du foie et de la rate. Pour cet auteur, le refoulement du foie vers l'abdomen, dans les pleurésies droites, n'est pas moins remarquable que le refoulement du cœur dans les pleurésies gauches.

Grisolle[4], Jaccoud parlent également du refoulement du diaphragme dans les cas de vastes épanchements.

D'après Moutard Martin[5], la pleurésie purulente produit, suivant l'abondance du liquide, l'ampliation de la la cage thoracique, l'effacement et la voussure des espaces intercostaux, ainsi que l'abaissement du foie par refoulement du diaphragme. L'auteur, à propos des fausses membranes qui retiennent le poumon fixé contre la paroi thoracique, montre que cet organe ne peut être refoulé comme dans les cas ordinaires; en conséquence,

[1] *Traité de pathologie interne*, 1864.
[2] *Bulletin de l'Académie de médecine*, séance du 25 juillet 1865.
[3] *Traité clinique des maladies aiguës des organes respiratoires.*
[4] *Traité de pathologie interne.*
[5] *Pleurésie purulente et son traitement*, thèse de Paris 1872.

le liquide se fait place en déprimant le diaphragme en bas et en repoussant la base du poumon en haut, de manière à s'y creuser une sorte de loge à convexité supérieure.

Dans une discussion intéressante qui eut lieu en 1872 à la Société des sciences médicales de Lyon, à propos de la thoracentèse, M. R. Tripier [1] fait remarquer que cette opération doit être pratiquée de bonne heure ; il insiste sur ce point que la production des fausses membranes, leur organisation, et, par suite, l'épaississement de la plèvre, empêchent la voussure du diaphragme et en travent ses mouvements.

Dans les observations qui suivent, et que M. R. Tripier a bien voulu mettre à notre disposition ce point d'anatomie pathologique est étudié d'une façon toute spéciale, d'autant que nous voyons cet abaissement du diaphragme persister définitivement même après la résolution de l'épanchement.

Observation IV

Granulie généralisée, pleurésie gauche ancienne, pleurésie droite récente.

Claudine Reynaud, ourdisseuse, soixante-douze ans. Entrée le 23 juillet 1878 à l'Hôtel-Dieu de Lyon, quatrième salle des femmes. Service de M. R. Tripier. Mort subite le 25 juillet de la même année.

Autopsie. — Adhérence complète du péricarde avec la paroi antérieure du thorax ; entre les deux, on trouve sept à huit foyers caséeux, purulents, comme après la fonte caséeuse des ganglions.

[1] *Comptes rendus de la Société des sciences médicales de Lyon*, 1872 p. 224.

Du côté gauche du thorax, on trouve une pleurésie ancienne, constituée par une adhérence épaisse, très fibreuse, calcaire en plusieurs points, et presque totale des deux feuillets pleuraux; le poumon est ramassé sur lui-même et notablement diminué de volume; la cage thoracique gauche a subi le même retrait, et c'est ce qui explique la scoliose apparente du côté droit.

La plèvre épaissie et fibreuse ne renferme pas de granulations apparentes. *Le diaphragme de ce côté est fortement abaissé et présente, avec celui du coté opposé, une différence de plus de 5 ou 6 centimètres.*

Du côté droit, on constate une notable quantité de sérosité (1 litre environ); quelques adhérences au sommet. Le poumon est un peu atélactasié à la base et le long de la colonne vertébrale. Il renferme une grande quantité de noyaux tuberculeux dont la plupart sont caséeux. La plèvre interlobaire renferme aussi une grande quantité de granulations. Le diaphragme est libre de ce côté.

Observation V

Pleurésie chronique droite simulant, pendant la vie, la phtisie pulmonaire.

Joseph Nuet, journalier, cinquante-deux ans, entré à l'Hôtel-Dieu de Lyon, salle Saint-Charles, service de M. R. Tripier, le 9 novembre 1873. Mort le 25 novembre de la même année.

L'affection remonte à un an.

Autopsie. — Les poumons présentent des adhérences pleurales qui offrent un obstacle considérable pour les enlever de la poitrine. On reconnait notamment à droite un épaississement des plèvres, dit fibro-cartilagineux, dans lequel on est obligé de couper pour enlever les organes. Les côtes sont, de la sorte, plus rapprochées qu'à l'état normal et intimement liées par ce tissu de nouvelle formation.

Le thorax est très manifestement rétréci du côté droit, mais sans déviation de la colonne.

La plèvre diaphragmatique est très épaissie, fibreuse; le diaphragme lui-même est fortement abaissé et forme un plan dur et résistant.

Observation VI

Tuberculose pulmonaire.— Pleurésie gauche.— Néphrite. Anasarque généralisé.

Pierre Delavert, domestique, dix-huit ans, entré à l'Hôtel-Dieu de Lyon, salle Saint-Charles, service de M. R. Tripier, le 12 novembre 1872. Mort le 19 décembre de la même année.

Le début remonte à un an.

Il y a neuf mois, ponction abdominale, issue de 16 litres de liquide séro-citrin.

14 novembre 1872, thoracentère gauche, sixième espace, issue de 1.000 grammes de liquide séro-sanguinolent.

10 décembre, deuxième ponction abdominale, 12 litres de liquide séro-citrin.

Autopsie. — Ponction abdominale à droite, de façon à évacuer le liquide qui s'est reproduit en notable quantité ; il s'écoule par l'ouverture faite avec le bistouri, plus de 9 litres de liquide (mesuré) séro-citrin, tout à fait comparable à celui qu'on a retiré par la ponction du 10 décembre dernier.

Tous les viscères abdominaux enlevés, on voit que la voussure du diaphragme est notablement moindre à gauche qu'à droite; on s'aperçoit, en outre, au toucher, qu'il ne se laisse plus déprimer à gauche comme à droite. Il est, de ce dernier côté, plus résistant, moins extensible, ne se laissant plus refouler par le doigt.

A l'ouverture du thorax, adhérences nombreuses en haut, en avant dans toute l'étendue du poumon droit. On enlève les poumons et le cœur en enlevant la plèvre pariétale à gauche. Le poumon droit paraît à première vue sain, la cavité pleurale est complètement libre de toute adhérence en arrière et en bas.

Les deux feuillets de la plèvre gauche sont épaissis, ils offrent une teinte gris rougeâtre; on les sépare avec assez de facilité, ils forment par leur adossement des cloisons circonscrites, véritables alvéoles renfermant un liquide séro-citrin. A la surface des plèvres, on aperçoit une quantité de petits points blanchâtres qui paraissent être des granulations tuberculeuses. On enlève des fausses membranes qui en sont parsemées, et au-dessous on aperçoit ce même piqueté grisâtre.

Le poumon gauche est farci de tubercules, la plèvre pariétale mesure 2 à 3 millimètres d'épaisseur.

Observation VII

Rhumatisme chronique. — Athérome artériel. — Rétrécissement aortique. — Néphrite interstitielle. — Pleurésie droite ancienne.

Jean Galian, menuisier, soixante-neuf ans, entré le 1er décembre 1876, à l'Hôtel-Dieu de Lyon, salle Sainte-Jeanne, service de M. R. Tripier, mort le 30 novembre 1878.

2 novembre 1876. — Thoracentèse du côté droit ; on retire 1.200 grammes de liquide.

Autopsie. — Le poumon droit présente des adhérences complètes et solides. *Le diaphragme qui lui correspond est abaissé et fait l'office d'une paroi très résistante et inamovible surtout en arrière.* La face postérieure du lobe inférieur est revêtue de la plèvre costale qui a été détachée. Elle forme un feuillet cartilagineux très dur, recouvrant une cavité pyramidale à base adossée au poumon. Elle a les dimensions d'un œuf de poule, renferme un peu de liquide citrin. Ses parois sont tapissées de dépôts fibrino-cartilagineux et présentent quelques amas graisseux. La cavité se prolonge au-dessus et au-dessous sous forme de deux diverticules beaucoup plus petits. La plèvre viscérale au niveau même de la cavité est épaisse et doublée d'une couche de fibrine. Partout ailleurs elle est relativement mince. La partie du poumon qui est au niveau de la cavité, c'est-à-dire d'une manière plus précise la partie postéro-externe du lobe inférieur dans les trois quarts inférieurs est atélectasiée. Les autres parties de ce lobe ne le sont qu'incomplètement.

Le poumon gauche est très emphysémateux. Son bord antérieur déborde la ligne médiane.

Observation VIII

Pleurésie droite tuberculeuse enkystée

Félix Chonier, maçon, cinquante-quatre ans, entré le 1er juillet 1871 à l'Hôtel-Dieu de Lyon, salle Saint-Charles, service de M. R. Tripier, mort le 18 octobre 1871.

Autopsie. — La poitrine étant ouverte, on trouve les poumons et le cœur dans leur situation normale. Les deux poumons présentent dans toute leur étendue en avant des adhérences celluleuses qui se laissent facilement détacher.

On enlève tous les viscères abdominaux, on trouve alors le diaphragme tendu et résistant du côté de la pleurésie, la voussure est bien moins prononcée que du côté opposé. A mesure qu'on s'approche du point malade sur le côté droit, on sent les fausses membranes plus résistantes, plus dures, très fermes en arrière. On porte alors le costotome en commençant par les côtes supérieures, et en les coupant successivement en suivant une ligne qui descend verticalement à égale distance des angles des côtes. Au niveau du troisième espace intercostal, on tombe sur la poche purulente, et on continue à l'ouvrir de dedans en dehors en détachant la paroi costale. La poche purulente a une forme pyramidale à sommet dirigé en haut, ayant sa base sur la diaphragme. Les côtés sont formés en dehors par la paroi thoracique, en-dedans par le poumon lui-même.

La plèvre épaissie est recouverte d'une couche épaisse et continue de fausses membranes. Elle est un peu plus rouge et vascularisée en certains points. Le liquide contenu dans la poche est séro-purulent.

Le poumon gauche est adhérent par sa partie antérieure et inférieure; il adhère également au péricarde. En arrière, le lobe inférieur seulement est libre.

Le poumon droit, dans le voisinage de la poche purulente, à la partie postéro-externe, sur une épaisseur de 4 ou 5 centimètres (surtout à la partie moyenne) est atélectasié. Tout à fait en arrière, on retrouve le poumon plus sain et crépitant. Au sommet, il présente de petites granulations grisâtres molles, de la grosseur d'une tête d'épingle. En avant, le poumon est perméable ; mucosités dans les bronches.

Le péricarde est adhérent dans presque toute son étendue.

Observation IX

Phtisie pulmonaire. — Pleurésie droite.

Vincent Valéry, ajusteur, vingt-sept ans, entré à l'Hôtel-Dieu de Lyon, salle Saint-Charles, service de M. R. Tripier, le 23 mars 1872. Mort le 22 juillet 1873.

AUTOPSIE. — *Après l'ablation des organes abdominaux, le diaphragme abaissé du côté droit présente une résistance considérable, tandis que le côté gauche est souple.* La plèvre est considérablement épaissie à droite sur le diaphragme, déterminant l'atélectasie de la région postéro-externe. La plèvre est adhérente partout très fortement. On a de grandes difficultés à la détacher. La partie inférieure du poumon droit atéléctasiée ne présente pas d'altération tuberculeuse ; mais les deux tiers supérieurs, principalement le supérieur, sont criblés de masses caséeuses et de cavernules. La plèvre à la base droite a 1 centimètre d'épaisseur.

Doublé par la plèvre épaissie et par une couche de fausses membranes plus ou moins stratifiées le diaphragme est maintenu abaissé d'une façon définitive, alors que l'épanchement est complètement résorbé. En comparant le côté malade au côté sain, cette modification anatomique devient encore plus évidente.

Cet état d'abaissement persistant du diaphragme va à l'encontre de cette proposition admise d'une façon générale : que la résolution de l'épanchement crée une tendance au vide qui est comblé par l'ascension du foie.

Lorsque le poumon, bridé par de solides adhérences et définitivement atélectasié, ne peut plus reprendre son expansion primitive, plusieurs facteurs interviennent pour combler ce vide, ce sont les néo-membranes qui atteignent parfois une épaisseur considérable, la rétraction de la paroi thoracique et enfin la déviation des médiastins. L'observation I nous fournit un exemple de cette disposition. Le médiastin antérieur est fortement porté à gauche, par suite de la rétraction et de l'épaississement de la plèvre médiastine.

Étant donnée cette étude anatomo-pathologique sur l'état du diaphragme, il nous reste maintenant à parler des adhérences pulmonaires. Sans constituer un péril imminent pour la thoracentèse ou l'opération de l'empyème, elles n'en présentent pas moins un intérêt considérable. Comme dans la plupart des cas, le diagnostic est entouré d'obscurité ; c'est encore à l'observation cadavérique que nous aurons recours pour en préciser le siège. Dans les observations qui vont suivre nous exposerons en peu de mots l'histoire pathologique du malade, pour nous appesantir principalement sur la relation de l'autopsie.

Observation X

Rétrécissement et insuffisance aortique. — Pleurésie droite enkystée. — Méningite.

François Gaillardi, menuisier, quarante-trois ans, entré à l'Hôtel-Dieu de Lyon, salle Saint-Charles, service de M. R. Tripier, le 9 avril 1871. Mort le 12 avril de la même année.

Oppression et point de côté à droite depuis quelques mois.

Autopsie. — On trouve des adhérences pleurales en avant, mais surtout à la base. La base du poumon droit est complètement soudée au diaphragme. En outre, les adhérences limitent en arrière, dans la gouttière vertébrale et sur les parties latérales, un épanchement purulent dont la limite est figurée par une ligne partant de la portion la plus élevée de la septième côte, se dirigeant en bas et en avant de manière à aboutir à la dernière fausse côte au niveau de la ligne axillaire.

L'épanchement est parfaitement enkysté, et la surface pleurale est recouverte d'un dépôt jaunâtre s'enlevant par le raclage. La plèvre est notablement épaissie. Dans les portions correspondantes à l'épanchement, le tissu pulmonaire est sain, il est seulement tassé et atélectasié.

Observation XI

Pleurésie antérieure. Ostéite. — Tuberculose aiguë.

Joseph Pin, journalier, quarante-six ans, entré à l'Hôtel-Dieu de Lyon, salle Saint-Charles, service M. R. Tripier, le 21 avril 1872.

Mort à l'hôpital de la Croix-Rousse, salle Saint-Pothin, service de M. Faivre, suppléé par M. Vinay.

Au moment de son entrée à la salle Saint-Charles, le 21 avril 1872, on constate tous les signes d'une pleurésie droite avec épanchement. L'affection remonte à trois semaines. Le 23 avril, thoracentèse, issue de 2 1/2 litres environ de sérosité citrine.

4 septembre 1873. — Le malade se fait admettre à la salle Saint-Pothin, hôpital de la Croix-Rousse, au sortir d'un service de chirurgie où il est traité depuis deux mois pour une carie de l'extrémité inférieure du cubitus. A la base droite, on retrouve les signes d'une pleurésie ancienne parfaitement guérie.

Autopsie, faite le 11 septembre 1873. — *Le diaphragme examiné par sa face inférieure est bien mobile (il se laisse imprimer de faciles mouvements, il est à noter que la thoracentèse a été faite de bonne heure, trois semaines après le début, et que l'épanchement ne s'est pas reproduit). Le poumon droit est adhérent à la paroi thoracique dans toute l'étendue de sa face convexe.* La plèvre y est épaissie et mesure 2 millimètres, le tissu pulmonaire est moins aéré, il ne nage qu'au-dessous du niveau de l'eau. A la face inférieure du lobe inférieur droit, se trouve une adhérence circulaire au diaphragme. Cette adhérence rompue, on trouve la base libre d'adhérence à son centre. La zone de réunion entre cette base et les parties latérales présente un bourrelet manifeste comme si les plèvres à ce niveau eussent librement glissé l'une sur l'autre, et que, par suite, le tissu pulmonaire pût recevoir plus d'air. Le poumon gauche est libre et ne présente qu'un seul tractus adhérentiel en avant. La cavité pleurale, à gauche, contient une certaine quantité de sérosité, mais il n'y a pas trace de pleurite.

A la coupe les poumons sont criblés de petits produits microscopiques, opalins, de la grosseur d'une tête d'épingle.

Observation XII

Phtisie pulmonaire. — Pleurésie gauche secondaire — Péritonite tuberculeuse.

Joseph Tissot, charron, quarante-deux ans, entré à l'Hôtel-Dieu de Lyon, salle Saint-Charles, service de M. R. Tripier, le 21 mai 1875. Mort le 17 décembre de la même année.

Il y a six mois, le malade fut heurté par une voiture au niveau des dernières côtes gauches. Douleur de côté qui persista pendant quelque temps. Il y a quatre mois, le malade se refroidit; frissons, retour du point de côté.

Autopsie. — *A l'ouverture de la cage thoracique, on tombe à gauche sur des adhérences de la plèvre, sur les parties latérales et en avant. A la partie postéro-externe, on rencontre un épanchement de liquide séreux pouvant être évalué à 1 litre.* Dans ce liquide, on trouve des masses de fibrine d'un blanc grisâtre, les deux feuillets de la plèvre en sont tapissés. On éprouve les plus grandes difficultés à décoller la plèvre pariétale considérablement épaissie; au sommet, on ne peut la détacher, vu ses adhérences intimes avec la paroi thoracique.

La plèvre diaphragmatique est également beaucoup épaissie; cette dernière forme un plancher résistant, inextensible. Le poumon réduit au cinquième de son volume est atélectasié dans la plus grande partie de son étendue.

Observation XIII

Phtisie galopante, pneumonie droite caséeuse, pleurésie purulente consécutive.

Jean-Claude Mayet, orfèvre, dix-sept ans, entré à l'Hôtel-Dieu de Lyon, salle Saint-Charles, service de M. R. Tripier, le 4 avril 1873. Mort le 1er mai de la même année.

Parents morts tuberculeux. Il y a sept jours, le malade, qui avait joui jusque-là d'une bonne santé, est pris de frissons avec point de côté à droite.

Autopsie. — Le poumon droit présente les altérations suivantes : les deux lobes supérieurs sont refoulés à la partie correspondante du thorax; le lobe inférieur, au contraire, nettement séparé d'eux, est adhérent à la face supérieure du diaphragme. La cavité pleurale est occupée par du pus présentant ses caractères habituels; la quantité de l'épanchement peut être évaluée à 2 litres. La cavité pleurale présente quelques brides formant dans cette masse purulente des cloisonnements incomplets. Deux points paraissent présenter des adhérences plus anciennes. L'un en rapport avec le diaphragme, *l'autre avec la partie antérieure de la paroi thoracique.* A ces deux points correspondent les lésions pulmonaires suivantes : la partie du lobe inférieur qui adhère au diaphragme est occupée par une série de petits nodules de pneumonie caséeuse, ce qui reste de ce lobe inférieur au delà de ce point est complètement atélectasié.

Les deux lobes supérieurs sont séparés de l'inférieur. La pleurésie semble avoir été interlobaire. Les deux lobes supérieurs sont adhérents, atélectasiés.

Observation XIV

Bronchite chronique. — Emphysème pulmonaire. — Albuminurie. — Hypertrophie du cœur. — Pleurésie gauche secondaire.

J. B. Simonnetti, empailleur de chaises, soixante-quatre ans, entré à l'Hôtel-Dieu de Lyon, salle Saint-Maurice, service de M. R. Tripier, le 21 janvier 1878. Mort le 21 mai de la même année.

Tousse habituellement les hivers, depuis une vingtaine d'années; depuis deux mois, aggravations des symptômes pulmonaires. A son entrée à l'hôpital, outre la bronchite généralisée, on trouve les signes d'un épanchement à la base gauche.

Autopsie. — Dans la plèvre gauche, épanchement de sérosité citrine qu'on peut évaluer à 2 litres. Le poumon gauche, très peu volumineux, est recouvert d'un exsudat avec de fines granulations ; atélectasie de la partie inférieure du lobe inférieur, et un peu de la partie postérieure du lobe supérieur; noyau caséeux ancien au sommet. Pas d'adhérences du diaphragme, seulement quelques adhérences pleurales, lâches sur les parties latérales, en avant et surtout au sommet.

Observation XV

Phtisie pulmonaire. — Diarrhée chronique. — Pleurésie gauche ancienne. — Épanchement enkysté au niveau de la région postéro-externe du thorax.

Louis Pezna, journalier, soixante ans, entré à l'Hôtel-Dieu de Lyon, salle Saint-Charles, service de M. R. Tripier, le 18 octobre 1872. Mort le 3 décembre de la même année.

Il y a huit ans, cet homme a gardé le lit pendant plusieurs semaines pour un refroidissement; depuis cette époque, oppression habituelle, toux continuelle depuis un mois et demi.

Autopsie. — *A l'ouverture du thorax, on tombe sur un épanchement pleural assez abondant, occupant la partie postérieure et latérale externe du côté gauche;* le liquide enkysté, de couleur citrine, peut être évalué à 1 litre au moins. Le poumon atélectasié, dépassant un peu le volume du poing, est refoulé en haut et en dedans, le long de la colonne vertébrale. La plèvre, formant le sac au liquide, est considérablement épaissie; elle offre de fines arborisations vasculaires qui lui donnent une teinte rouge, uniforme, sur laquelle tranchent de petits produits blanchâtres, gris, jaunâtres, ressemblant à des granulations tuberculeuses.

Observation XVI

Néphrite. — Pleurésie purulente droite enkystée.

François Guillot, domestique, cinquante-neuf ans, entré à l'Hôtel-Dieu de Lyon, salle Saint-Charles, service de M. R. Tripier le 21 février 1874, mort le 28 mars 1874.

Le début de l'affection thoracique remonte à six mois.

Autopsie. — Les plèvres sont adhérentes à droite, sauf à la base où elles constituent une cavité, par où s'écoule environ 1 litre de pus. Cette cavité est située entre la base et le diaphragme, elle remonte en arrière jusqu'au tiers supérieur. Elle occupe toute la base en arrière et la partie inférieure se termine en pointe à la partie supérieure, de manière à former une cavité ovoïde. Les plèvres viscérale et pariétale sont très épaissies et recouvertes d'un exsudat blanchâtre, sous deux formes de dépôts irréguliers ou de plaques laiteuses qui sont surtout apparentes sur les points les plus vascularisés.

En outre, la plèvre viscérale présente à la partie moyenne et postérieure plusieurs excavations irrégulières, comme des ulcérations de l'exsudat qui est saillant sur leur bord, sous forme de bourrelets blanchâtres, mais il n'y a pas de communication avec le tissu pulmonaire, car la base est encore constituée par la plèvre notablement épaissie. Çà et là, quelques brides fibreuses plus ou moins anciennes, recouvertes d'exsudats. Cette poche est parfaitement limitée, et elle renferme un pus crémeux, jaune verdâtre, homogène avec quelques exsudats fibrineux. Le poumon est plus petit que du côté opposé, la partie supérieure présente une dureté anormale.

La partie inférieure correspondant à l'épanchement est atélectasiée, présentant aussi un certain degré de sclérose. Pas de tubercules dans le poumon ni sur les plèvres.

Observation XVII

Néphrite. — Hypertrophie du cœur. — Insuffisance mitrale. — Bronchite généralisée. — Pleurésie droite.

Jacques Dussaillant, journalier, trente-quatre ans, entré à l'Hôtel-Dieu de Lyon, salle Saint-Charles service de M. R. Tripier, le 14 février 1873. Mort le 13 février 1874.

L'affection thoracique remonte à quatre mois.

AUTOPSIE. — On trouve dans la plèvre droite un épanchement composé par un liquide louche, avec flocons fibrineux, de la valeur de 1.000 grammes environ. La plèvre est recouverte d'exsudats fibrineux, étendus sous la forme d'une couche molle, blanchâtre de l'épaisseur de 1 millimètre environ, se détachant facilement ; les plèvres viscérale et pariétale sont également recouvertes, mais l'exsudat est à son maximum à la base du poumon. On le rencontre également dans les scissures interlobaires.

La plèvre médiastine en contact avec le péricarde présente l'exsudat mou et facilement décollé, signalé plus haut.

Le poumon droit est volumineux, l'accroissement de son volume est tel que le liquide est refoulé surtout entre la base et le diaphragme, et le contact du poumon avec la paroi thoracique s'effectue environ vers la moitié de la hauteur du poumon. Le lobe inférieur est complètement induré, friable, granuleux à la coupe et de couleur grisâtre. Le tissu laisse échapper un liquide purulent et ne contient absolument pas d'air. Il se rend immédiatement au fond de l'eau. Le lobe moyen présente également cette altération dans la plus grande partie de son étendue ; mais, dans d'autres points, on trouve la répartition à un degré moins avancé, à l'état rouge. Il va au fond de l'eau. Le lobe supérieur est congestionné, mais il renferme de l'air et surnage.

Observation XVIII

Phtisie pulmonaire. — Pleurésie gauche enkystée.

Pierre Crétin, crocheteur, cinquante-neuf ans, entré à l'hôpital de la Croix-Rousse, salle Saint-Pothin, service de M. R. Tripier, le 3 novembre 1869. Mort le 25 décembre de la même année.

L'affection remonte à quatre mois.

Autopsie. — En incisant la paroi thoracique du côté gauche, on trouve à la partie supérieure une adhérence complète des deux plèvres, tandis que, au-dessous, on tombe dans une cavité tapissée par de fausses membranes, contenant un liquide rougeâtre, un peu trouble. Il existe donc de ce côté une pleurésie hémorragique. Le tiers supérieur du poumon est enveloppé par une coque fibreuse de 2 millimètres d'épaisseur, qui adhère intimement d'une part au tissu pulmonaire, et d'autre part aux parois thoraciques, de sorte que la cavité pleurale n'existe pas à ce niveau. Mais, dans les deux tiers inférieurs, les deux plèvres sont séparées par des fausses membranes et par l'épanchement; ce dernier se remarque surtout à la partie inférieure, au-dessous de la face inférieure du poumon qui est refoulé en haut Cette cavité pleurétique est divisée en trois parties par des cloisons verticales situées l'une à la partie moyenne de la base, et l'autre à la partie interne, au niveau du bord antérieur. Il existe donc trois cavités indépendantes les unes des autres, présentant, en outre, plusieurs cloisons incomplètes. Ces cloisons qui paraissent de nature fibrineuse sont blanches, d'aspect feutré, et présentent çà et là des stries rougeâtres et quelques petits caillots noirs ; elles ont environ 2 ou 3 millimètres d'épaisseur et se laissent facilement déchirer. Les cloisons incomplètes sont en général plus minces.

Les plèvres sont recouvertes d'une couche épaisse de pseudo-membranes qui offrent le même aspect que les cloisons précédemment décrites.

Le liquide contenu dans la plèvre peut être évalué à 1 litre ; il remplit les deux cavités situées à la base du thorax ; tandis que la troisième, qui est plus élevée, en contient très peu et offre surtout des fausses membranes infiltrées de sérosité rougeâtre.

Le liquide est rouge, il ressemble à de la sérosité mêlée à du sang, et offre un aspect d'autant plus trouble qu'on l'examine dans les parties plus déclives.

En incisant le poumon gauche, on remarque au sommet une caverne anfractueuse pouvant contenir un gros œuf de poule et renfermant des mucosités grisâtres. Le lobe supérieur du poumon est, en outre, farci de noyaux de pneumonie caséeuse.

Observation XIX

Phtisie pulmonaire. — Pleurésie purulente du côté gauche.

Eugénie Rougeron, couturière, trente-trois ans, entrée à l'Hôtel-Dieu de Lyon, quatrième salle des femmes, service de M. R. Tripier, le 13 avril 1878. Morte le 12 mai de la même année.

L'affection pulmonaire remonte à trois ans.

Autopsie. — Épanchement considérable dans la plèvre gauche, l'incision laisse échapper 2 à 3 litres de liquide qui paraît d'abord clair et citrin, mais qui devient rapidement opaque, laiteux et purulent, dès qu'on agite la cavité qui le renferme. La plèvre est épaissie dans tous ses points, même au niveau du diaphragme où elle est recouverte d'un léger exsudat fibrineux, d'apparence granuleuse et ponctuée. Le poumon gauche est fortement, pour ne pas dire complètement atélectasié; c'est à peine si la pression fait apparaître à la surface des coupes, quelques rares bulles d'air à sa partie interne. Toutefois il n'est pas rétracté autant qu'on aurait pu le croire; il est aplati dans le sens transversal, mais il a gardé ses dimensions verticales, presque normales, grâce à une série d'adhérences anciennes qui ont la forme de véritables ligaments, et qui unissent sa paroi externe à la plèvre pariétale, et sa paroi interne à la plèvre médiastine. Les brides de la paroi externe simulent des loges incomplètes. Le sommet est coiffé par une adhérence en forme de calotte. Il est à noter que la base est complètement libre, et que le diaphragme n'affecte avec elle aucune adhérence, de sorte qu'il pouvait jouer en toute liberté. Les deux poumons sont farcis de tubercules qui y sont infiltrés sous forme de petites masses disséminées ; des deux côtés, on trouve une ou deux cavernes offrant le volume d'une noix ; à droite, on trouve les lésions à tous les degrés.

Le bord antérieur du poumon droit offre un emphysème compensateur des plus accusés.

Observation XX

— Empruntée a la Thèse de M. le Docteur Féa [1] —

François M., voiturier, soixante ans, entré à l'Hôtel-Dieu de Lyon, salle Saint-Charles, service de M. R. Tripier, le 5 novembre 1873.

Le début de l'affection thoracique remonte à huit jours. État général grave, le malade succombe le 8 novembre de la même année.

Autopsie. — A l'ouverture du thorax, il s'écoule une quantité de pus qu'on peut évaluer à 3 litres, d'abord assez clair, puis contenant des exsudats épais.

Le poumon gauche est refoulé contre la colonne, très réduit de volume, plissé dans le sens longitudinal, tendu de haut en bas de la cavité thoracique. Son sommet est retenu contre les parois par des adhérences faciles à rompre. Son extrémité inférieure est maintenue par trois brides anciennes et résistantes, une antérieure et deux internes qui fixent le poumon au diaphragme et contre le médiastin, de telle sorte que le liquide était surtout accumulé à la base et à la région postéro-externe.

Observation XXI [2]

Homme de quarante-trois ans, constitution robuste, entré à l'hôpital Cochin le 26 janvier 1864. Le début de l'affection remonte à

[1] Thèse de Paris, 1876. *Étude sur la transmission des bruits respiratoires dans les grands épanchements pleurétiques.*

[2] Woillez, *Traité clinique des maladies aiguës des organes respiratoires.* Obs. XLVI.

sept jours. Le vingt et unième jour de la maladie, thoracentèse droite; issue de 1.500 grammes de liquide séreux. Le malade succombe le trentième jour.

Autopsie. — A l'ouverture du thorax, la plèvre droite était entièrement envahie par un liquide louche, surtout dans les couches inférieures, avec des fausses membranes molles de 1 millimètre d'épaisseur, tapissant la séreuse. 3 litres de liquide environ.

Le poumon refoulé en dedans par l'épanchement formait une saillie arrondie. *Il était adhérent de haut en bas, en avant aux parois thoraciques.*

Observation XXII [1]

Femme de quarante-huit ans, admise à l'hôpital Cochin le 19 février 1866. Le début remonte à quinze jours. Mort dans un accès de suffocation environ au vingt-deuxième jour de la maladie.

Autopsie. — Épanchement purulent considérable dans le côté gauche de la poitrine. Le poumon gauche refoulé en dedans adhérait au sommet, *aux parois thoraciques, jusqu'à la quatrième côte en avant; puis au-dessous, son bord antérieur, après un écartement de quelques centimètres, était également fixé en bas aux parois thoraciques antérieures jusqu'au diaphragme.*

Observation XXIII [2]

Homme de trente-huit ans, admis à l'hôpital Cochin le 27 août 1866, malade depuis cinq jours. Mort le quinzième jour de la maladie.

Autopsie. — La poitrine largement ouverte nous montre du côté droit un épanchement abondant d'un pus jaune, épais et extrêmement fétide. Cet épanchement de 1 1/2 litre environ est surtout considérable à la partie inférieure sus-diaphragmatique

[1] Woillez, *Traité clinique des maladies aiguës des organes respiratoires*, Obs. XLVII.
[2] *Id.* Obs. XLVIII.

de la cavité. Supérieurement le sommet du poumon est adhérent jusqu'à la troisième côte, *tandis que le bord antérieur de l'organe sous forme de lame adhère aux parois thoracigues antérieures jusqu'aux cinquième et sixième côtes. Diaphragme refoulé du côté de l'épanchement.*

Observation XXIV [1]

Vergély publie l'observation d'un malade entré à l'hôpital Saint-André à Bordeaux, pour une pneumonie gauche et chez lequel apparut plus tard une pleurésie purulente du même côté.

La dyspnée étant très prononcée et l'épanchement paraissant assez abondant, bien que le cœur fût peu déplacé (pointe au niveau du bord gauche du sternum).

Une première ponction avec un trocart à hydrocèle de moyen calibre est faite dans le sixième espace intercostal et donne issue à 1.000 grammes de liquide purulent. Quelques jours plus tard une deuxième ponction avec un trocart volumineux est pratiquée dans le même espace et l'on retire 1.600 grammes de pus.

Le jour suivant, une péricardite est constatée et le malade ne tarde pas à succomber.

L'autopsie montre une loge remplie de pus, formée par d'épaisses fausses membranes tapissant la plèvre pariétale et viscérale ainsi que la face externe du péricarde. Ce dernier, rapproché de la paroi thoracique par des adhérences, avait été atteint par le trocart.

D'une façon générale, on peut rencontrer des brides fibreuses un peu partout ; cependant quand on analyse avec soin la relation des autopsies exposée plus haut, il est facile de voir que ces adhérences pleurales ont des sièges de prédilection.

[1] Reproduite dans la *Revue des sciences médicales*, t. XX, p. 552, année 1882.

Constantes au sommet, elles se rencontrent fréquemment en avant, sur les côtés et en arrière, le long de la gouttière. Celles du sommet ne nous arrêteront pas longtemps ; par leur situation, elles échappent forcément à la pointe du trocart. Celles qui occupent la région antéro-latérale méritent, au contraire, toute notre attention. Serrées, fibreuses, voire même fibro-cartilagineuses, ces adhérences aboutissent le plus souvent à une véritable symphyse des feuillets pleuraux, fixent solidement le poumon à la paroi thoracique dans une étendue quelquefois considérable et apportent ainsi un obstacle sérieux à la thoracentèse ou à l'empyème, quand ces opérations sont pratiquées sur les parties latérales ou en avant.

Cette fréquence des adhérences en avant s'explique, comme celle des sommets, par le peu de mobilité des plèvres à ce niveau. Celle des parties postérieures et internes s'explique aussi par les mêmes causes et ensuite par le refoulement du poumon vers cette région. Il est plus difficile de se rendre compte de la cause des adhérences dans les autres points, qui peuvent tenir à des circonstances variables. Mais il n'en est pas moins vrai qu'il faut tenir compte des faits. C'est sur eux que nous nous appuierons pour tirer nos déductions opératoires.

L'autopsie des sujets qui succombent avec des affections chroniques de la plèvre, nous apprend que ces adhérences, assez bien limitées à la région antéro-latérale, dépassent rarement la ligne axillaire postérieure.

Du côté gauche, cette étude acquiert un intérêt tout particulier, étant donné le voisinage du péricarde ; témoin le fait malheureux de Vergély (de Bordeaux).

Dans ce cas, le péricarde, étroitement soudé à la paroi costale en avant, maintenu fixé par la plèvre médiastine en dehors, échappait de la sorte à la pression de l'épanchement, bien que ce dernier fût considérable.

Quant aux adhérences pleurales qu'on rencontre très fréquemment au niveau de la gouttière vertébrale, elles sont le plus souvent assez bien limitées au bord postérieur du poumon qu'elles fixent solidement à la colonne et au médiastin postérieur pour ne pas apporter d'obstacle à la thoracentèse.

De cette étude sur le siège le plus habituel des adhérences pleurales, il ressort évidemment qu'en limitant notre intervention à la région postéro-externe du thorax on a toute chance de ne pas s'égarer et de tomber en plein dans l'épanchement.

Il est un cas dans lequel l'épanchement est plus difficile à atteindre; sans rentrer complètement dans le cadre que nous nous sommes tracé, il présente cependant un intérêt considérable et mérite ainsi de fixer notre attention.

C'est celui où le lobe inférieur n'adhère au diaphragme que par son périmètre, sa partie centrale restant libre. Cette cavité virtuelle peut devenir le siège d'un épanchement. L'observation suivante nous montre le lobe inférieur soulevé, en forme de dôme, vers sa partie moyenne et constituant ainsi une poche kystique, qui ne renferme pas moins de 1 1/2 litre de liquide. Ces faits, on le comprend aisément, défient à la fois et le diagnostic et le traitement; cependant il peut se faire qu'à un moment donné cet épanchement se révèle par une zone de matité plus ou moins limitée ; une ponction exploratrice est alors indiquée, et c'est encore en se tenant, autant que possible, au niveau de la région postéro-externe, qu'on a le plus de chance de ne pas léser le diaphragme.

Observation XXV

Phtisie pulmonaire. — Pleurésie droite avec épanchement considérable. — Pleurésie gauche enkystée.

Pierre Deletras, chauffeur, quarante-sept ans, entre à l'Hôtel-Dieu de Lyon, salle Saint-Charles, service de M. R. Tripier, le 6 mai 1874. Mort le 30 juillet de la même année.

Début il y a six mois. Toux, points de côté, fièvre, hémoptysies. Durant la vie on constate tous les signes d'un épanchement pleural à droite.

Autopsie. — A gauche, on trouve une pleurésie enkystée de 1 1/2 litre de liquide citrin avec dépôts fibrineux. *Le lobe inférieur du poumon forme un dôme à sa partie médiane ; la périphérie de ce lobe présentant une adhérence circulaire avec le diaphragme.*

A droite, pleurésie de 2 ou 3 litres avec exsudats. Atélectasie du poumon à la base. Tubercules au sommet.

Nous ne nous sommes pas occupé jusque-là des adhérences que le poumon contrate avec le diaphragme, mais il est juste de dire que souvent la base du poumon adhère avec ce dernier sur un point à la partie interne et même postéro-interne ; mais cette adhérence est ordinairement assez limitée ; ce qui n'empêche pas à l'accumulation du liquide de se faire encore dans la région postéro-externe. Il peut même arriver que toute la base du poumon soit adhérente à la face correspondante du diaphragme, sans que cela empêche à la collection liquide de se retrouver encore dans le même point. Le poumon est réduit parfois à une couche tellement mince qu'elle peut passer inaperçue.

CHAPITRE II

DÉDUCTIONS CLINIQUES SUR LE LIEU D'ÉLECTION DANS LA THORACENTÈSE

L'orsqu'on se décide à donner issue à l'épanchement, quel point faut-il choisir pour pratiquer la ponction ? Faire l'historique de toutes les variations par lesquelles on a passé, de tous les points du thorax qu'on a successivement préconisés, comme lieu d'élection, serait faire une énumération aussi fastidieuse qu'inutile. Dans une pleurésie récente avec épanchement considérable, la ponction, bien que faite sur les parties latérales et en avant, peut être couronnée de succès ; cependant nous croyons qu'il est plus prudent de se reporter en arrière, car on ne connaît jamais assez bien les antécédents de son malade pour être sûr qu'on ne rencontrera pas d'adhérences.

C'est à peine si le fait d'attaquer un épanchement de récente formation nous autorise à ne pas tenir trop compte de la question de déclivité. A ce propos,

Barth[1] fait remarquer que les choses ne se passent pas ici comme dans un vase à parois rigides, ne contenant que de l'eau. L'expansion du poumon, le resserrement des côtes dans l'expiration, le soulèvement du diaphragme, aident à la sortie du liquide contenu dans la cavité pleurale.

Quatorze ans plus tard, Woillez[2] fait la même remarque ajoutant que la cavité thoracique ne doit pas être évacuée d'après les mêmes règles qu'un tonneau. Elle a des parois flexibles, élastiques et mobiles qui refoulent le liquide hors de la canule, en même temps que le poumon se dilate et concourt au même résultat.

Quand une pleurésie dure depuis un certain temps, les conditions sont changées. Il faut alors compter avec les adhérences, la nature du liquide et l'état des parois qui le renferment. Les côtes sont plus ou moins immobilisées, le diaphragme devenu dur et résistant ne se soulève plus, le poumon atélectasié et bridé par des fausses membranes n'a plus de tendance à reprendre son expansion primitive. Il nous faut donc, en ce cas, choisir une région qui, tout en nous permettant d'agir dans un point suffisamment déclive, nous mette autant que possible à l'abri des adhérences.

Pour mettre plus de précision dans ce qui va suivre, abaissons par la pensée une verticale du milieu du creux de l'aisselle à la crête iliaque. Cette ligne divise une moitié de la circonférence thoracique en deux segments ; l'un, situé en avant, correspond à la région antéro-laté-

[1] *Bulletin de l'Académie*, 27 mai 1879.

[2] *Bulletin de l'Académie*, séance du 25 juillet 1865.

rale ; l'autre, situé en arrière, correspond à la région postéro-externe.

De ce que nous avons dit jusque-là, il ressort évidemment que toute fonction faite, soit sur la ligne médiane axillaire, et *a fortiori* en avant devra être considérée comme dangereuse; c'est là, en effet, que nous rencontrons les adhérences pleurales et diaphragmatiques. Il faut donc à tout prix se reporter en arrière de la ligne axillaire postérieure pour se rapprocher autant que possible d'une verticale passant par l'angle inférieur de l'omoplate.

Cette donnée n'est pas nouvelle. Ambroise Paré [1], dans son chapitre sur la pleurésie, s'exprime ainsi : « Le chirurgien est contraint de faire ouverture entre la troisième et la quatrième des vraies côtes, commençant à compter par en bas, laquelle ouverture se doit faire à la distance de six ou sept doigts de l'épine. »

Il est une précaution que conseille de prendre Dionis, et, plus tard, Sabatier, Pelletan et Richerand ; lorsque l'épaisseur des parties molles qui couvrent la poitrine ne permet pas de compter les côtes, épaisseur qui peut être due à l'extrême embompoint, à l'infiltration, à l'emphysème ou à toute autre cause ; c'est de rapprocher le bras du malade de sa poitrine, de manière à ce que son avant-bras étant fléchi, sa main puisse reposer sur la mamelle du côté opposé. On observe quelle est, dans cette position, la situation de l'angle inférieur de l'omoplate , et mesurant quatre travers de doigts au-dessous de cet angle on incise dans ce lieu.

[1] Œuvres d'Ambroise Paré, ch. X, *De la pleurésie*, p. 192.

Bégin[1], Boyer[2], conseillent de pratiquer l'opération de l'empyème à l'union du tiers postérieur avec les deux tiers antérieurs de l'espace compris entre les apophyses des vertèbres et le milieu du sternum.

Nélaton[3], Vidal[4] de Cassis suivent également le même procédé opératoire. Dieulafoy[5] pratique la ponction dans le huitième espace intercostal sur le prolongement de l'angle inférieur de l'omoplate. Moutard-Martin conseille aussi de dépasser en arrière la ligne axillaire postérieure. Dans sa thèse inaugurale, M. Castiaux[6] indique comme le lieu de la ponction une ligne verticale passant par l'angle inférieur de l'omoplate.

D'une façon générale, en pratiquant la ponction dans le huitième espace tout en se rapprochant le plus possible d'une verticale passant par l'angle inférieur de l'omoplate on se place dans les meilleures conditions, d'autant que si la nature de l'épanchement nous force la main et nous oblige à pratiquer l'opération de l'empyème, on se trouve dans une région suffisamment déclive pour l'écoulement des liquides.

Cette donnée appliquable au plus grand nombre des cas ne l'est cependant pas d'une façon absolue. Nous savons, en effet, que, dans quelques circonstances rares il est vrai, mais dont nous devons tenir compte, l'épanche-

[1] *Nouveaux éléments de chirurgie et de médecine opératoires*. 1838, t. II, p. 35.

[2] *Traité des maladies chirurgicales*, 1846, t. V, p. 638.

[3] *Éléments de pathologie chirurgicale*, 1854, t. III, p. 462.

[4] *Traité de pathologie externe et de médecine opératoire*, 1855. t. IV, p. 37.

[5] *Traité de l'aspiration dans les cavités séreuses*, p. 318.

[6] *Documents pour servir à l'étude de la méthode aspiratrice*. Thèse de Paris, 1873.

ment peut occuper la région antéro-latérale du thorax et y être limité. Témoin les deux observations qui suivent.

Observation XXVI

Hypertrophie du cœur. — Albuminerie. — Anasarque. — Épanchement pleural gauche.

Victoire Jasseron, guimpière, soixante et un ans, entrée à l'Hôtel-Dieu de Lyon, quatrième salle des femmes, service de M. R. Tripier le 1er mai 1878. Morte le 8 juin de la même année.

Depuis le mois de janvier 1878, oppression considérable, la malade se tient assise à côté de son lit, le tronc fortement incliné en avant, elle est pour ainsi dire pliée en deux. Elle se tient également couchée sur le côté gauche tout en s'abouchant en avant.

Autopsie. — Masses graisseuses considérables dans le tissu cellulaire sous-cutané dans l'épiploon, le mésentère et sur le muscle cardiaque. Dans la plèvre gauche, sérosité citrine en assez grande quantité ; atélectasie occupant le lobe inférieur et la partie antéro-inférieure du lobe supérieur, ce qu'on explique par la position habituelle de la malade. Un peu de liquide dans le péricarde.

Cœur très volumineux, hypertrophié, dilaté, sans lésion d'orifice ; plaques athéromateuses dans l'aorte.

Ascite à liquide laiteux probablement dû à son contact avec la graisse. Foie muscade; reins cardiaques, congestionnés, graniteux, peut-être un peu plus volumineux qu'à l'état normal.

Observation XXVII

Hypertrophie du cœur. — Pleurésie purulente droite.

Joseph Burratin, journalier, cinquante-deux ans, entré à l'Hôtel-Dieu de Lyon, salle Saint-Charles, service de M. R. Tripier, le 18 février 1876. Mort le 26 février de la même année.

Le début de l'affection thoracique remonte à huit jours. En raison de l'oppression qui est considérable, le malade se tient habituellement assis sur son lit et fortement incliné en avant et à droite.

Autopsie. — A l'ouverture du sujet, on trouve le foie abaissé, un peu volumineux et muscade à la coupe.

En enlevant le sternum, on trouve une poche d'où s'échappe à flot un liquide jaune, trouble (3 litres environ). La poche est formée par la plèvre épaissie, sur laquelle sont déposées des fausses membranes grises, stratifiées. Cette poche occupe la partie antéro-latéro-inférieure de la plèvre droite; elle est nettement limitée par des adhérences des deux plèvres en haut et en arrière. Cette poche communique avec une seconde qui se trouve en arrière, par une ouverture assez large; mais une fausse membrane délimite nettement la première poche de la deuxième.

En bas et en avant, se trouve la première poche, reposant sur le diaphragme et la paroi antérieure, tandis qu'en arrière et en bas, le poumon est solidement adhérent au diaphragme par des fausses membranes infiltrées de pus, ayant près de 1 centimètre d'épaisseur; en quelques points, ces fausses membranes sont ramollies et se dissocient en grumeaux blanchâtres. En haut et en arrière, même aspect, c'est-à-dire fausses membranes épaisses de 1/2 à 1 centimètre, infiltrées de pus et faisant adhérer les deux plèvres, en enkystant ainsi la pleurésie. Les scissures interlobaires présentent aussi des fausses membranes épaisses qui font adhérer les lobes entre eux.

A la coupe, le poumon est rouge, grisâtre, ardoisé, très atélectasié au niveau des deux lobes inférieurs.

Cœur très hypertrophié. Dimensions : 13 1/2 centimètres de largeur, 11 centimètres de hauteur. — Orifices sains. — Le péricarde est enflammé et présente de fausses membranes stratifiées ; il contient environ 100 grammes de liquide séreux. — Le péricarde pariétal est surchargé de graisse.

Comme on le voit, les malades qui font l'objet de ces deux observations, en proie à une dyspnée extrême, se tenaient habituellement fortement penchés en avant et inclinés sur le côté. Les conditions de déclivité se trouvaient donc changées par la position habituelle qu'ils prenaient. Il est évident qu'en ponctionnant ces deux malades d'après la règle que nous venons d'énoncer on s'égarait très certainement.

En pareil cas, nous croyons qu'il faut être très réservé, et attendre, pour intervenir par la ponction ou l'incision, qu'il y ait fluctuation et menace d'ouverture à la peau.

Pour ponctionner dans la région postéro-externe, on conseille généralement de faire asseoir le malade sur son lit, les bras portés en avant. Dans cette position, outre que le malade peut prendre plus facilement une syncope, il peut, par la tendance toute naturelle qu'il a à se soustraire à la ponction, abaisser instinctivement les bras et les épaules comme dans le mouvement d'expiration forcée et diminuer d'autant l'écartement des espaces intercostaux. Aussi croyons-nous qu'il est préférable de le mettre dans la position demi couchée, le tronc relevé par des oreillers, légèrement incliné du côté opposé à la ponction, et suivant la pratique de M. R. Tripier, en lui faisant relever le bras, la main sur la tête, maintenue par un aide placé en face de l'opérateur. De cette façon, le malade ne peut pas se soustraire à la ponction et on a le maximum d'écartement des espaces intercostaux. Ces détails de technique opératoire sont particulièrement appréciés chez les sujets gras, musclés, à parois thoraciques épaisses, ou bien encore dans les cas de pleurésie chronique avec resserrement plus ou moins considérable des espaces intercostaux.

Cependant il est des cas extrêmes où le thorax est tellement aplati que les côtes imbriquées les unes dans les autres constituent en quelque sorte une barrière osseuse parfaitement continue. Il faut alors avoir recours à la résection sous-périostée.

J. A. Estlander[1], chirurgien d'Helsingfors a vulgarisé cette méthode dans les cas d'empyème qui défient le traitement ordinaire par fistule thoracique et lavages par des solutions anti-septiques. Cette opération, justement applicable aux cas où par le fait d'une suppuration prolongée la plèvre a subi un épaississement considérable, remplit deux indications essentielles : frayer une libre voie d'écoulement au pus et amener l'atrésie de la poche purulente par une rétraction plus grande de la paroi thoracique.

[1] *Revue mensuelle de médecine et de chirurgie*, février 1879.

CONCLUSIONS

Pour nous résumer, nous croyons que les adhérences pleurales peuvent exister partout, mais que c'est au niveau de la région postéro-externe qu'on a le moins de chance de les rencontrer. Quant aux adhérences du diaphragme avec la paroi costale, question qui fait le sujet principal de notre travail, ellesne se rencontrent que sur les parties latérales et en avant ; dans la région postéro-externe on ne les rencontre jamais, le diaphragme restant toujours abaissé à ce niveau, d'où l'indication dans la thoracentèse et l'empyème d'intervenir dans cette région, pour éviter les adhérences en général, et surtout pour éviter de tomber dans la cavité abdominale comme cela est arrivé assez souvent.

Nous réservons l'intervention sur les parties latérales et en avant, dans les cas où il y a formation évidente d'abcès.

TABLE DES MATIÈRES

LYON. — IMPRIMERIE PITRAT AINÉ, RUE GENTIL, 4

www.ingramcontent.com/pod-product-compliance
Ingram Content Group UK Ltd.
Pitfield, Milton Keynes, MK11 3LW, UK
UKHW021026180726
13838UKWH00004B/1629